Doris Carstens

AIP-Paleo-Rezepte

für die Eliminationsphase und Stufe 1

www.fight-fatigue.com

fight-fatigue@web.de

Herstellung und Druck:
Siehe Eindruck auf der letzten Seite

ISBN-13: 978-1541375994
ISBN-10: 1541375998

INHALTSANGABE

Wissen Sie schon, was Sie heute kochen wollen? Oder morgen? Die nächsten 4 Monate?

Das ganzheitliche Autoimmunprotokoll konsequent durchzuführen kann ein aufregendes Unterfangen sein. Schließlich kann es dazu führen, dass die Symptomatik Ihrer Erkrankung deutlich gemindert wird und es Ihnen in vielerlei Hinsicht dauerhaft erheblich besser gehen kann.

Dieses Buch will Ihnen bei der Frage:“Was soll ich bloß kochen?“ behilflich sein. Es enthält insgesamt 82 Rezepte, die sich für die Eliminationsphase und Stufe 1 eignen.

Es handelt sich um eine reine Rezeptsammlung ohne Bildmaterial und Hintergrundwissen zum Autoimmunprotokoll.

Doris Carstens
www.fight-fatigue.com

INHALT

Was soll ich bloß kochen???

Sie haben sich vorgenommen, das Autoimmunprotokoll konsequent durchzuziehen? Herzlichen Glückwunsch zunächst zu Ihrer Entscheidung, es könnte Sie bezüglich Ihres Gesundheitszustandes einen großen Schritt vorwärts bringen. Das Autoimmunprotokoll richtet sich an Menschen, welche unter einer Autoimmunerkrankung, egal welcher Art, leiden. Oder davon bedroht sind, eine solche zu entwickeln.

Aber auch, wenn Sie unter diversen Lebensmittelallergien leiden, bietet sich das Autoimmunprotokoll für Sie an. Da es sich um eine allergen-freie Ernährungsform handelt, geben Sie Ihrem Körper in der Eliminationsphase die Möglichkeit, sich zu beruhigen.

Nach der Eliminationsphase, die Sie 100%ig konsequent durchführen sollten, warden stufenweise bestimmte Nahrungsmittel wieder eingeführt, womit die „Übeltäter", auf die Sie mit Symptomen reagieren, eindeutig identifiziert werden können.

Dieses Buch beinhaltet Rezepte für die Eliminationsphase und Stufe 1. Die Eliminationsphase sollten Sie Minimum einen Monat, besser aber drei bis vier Monate durchführen. Das kann haarig werden. Diese Diät ist hart, kein Zweifel. Und erfolgversprechend. Es wird sich für Sie lohnen, wenn Sie die Zähne zusammenbeißen und durchhalten.

Mit den folgenden Rezepten hoffe ich, Ihnen ein paar Ideen an die Hand zu geben, wenn Sie einmal mehr keine Ahnung haben, was Sie kochen sollen. Bei den Rezepten für die Stufe 1 habe ich mich an Gerichte gehalten, welche ausschließlich Ghee und Pfeffer als Erweiterung der Eliminationsphase aufweisen. Sie können die Rezepte auch Eliminations-tauglich gestalten, indem Sie das Ghee durch ein erlaubtes Fett ersetzen und den Pfeffer einfach weglassen.

Wenn Sie dieses Buch erworben haben, sind sie wahrscheinlich mit der Komplexität des Autoimmunprotokolls vertraut. Sollten Sie sich noch nicht mit der Materie beschäftigt haben, lege ich Ihnen dies unbedingt ans Herz, bevor Sie mit dem Autoimmunprotokoll beginnen. Es beinhaltet so viel mehr als nur die entsprechende Ernährung. Um Ihren Genesungsprozess vollständig und sinnvoll in die Wege zu leiten, empfehle ich Ihnen die ausführliche und leicht verständliche Lektüre von Sarah Ballantyne, „Die Paläo Therapie".

Ich wünsche Ihnen viel Erfolg, halten Sie durch!

Doris Carstens

www.fight-fatigue.com

fight-fatigue@web.de

ERLAUBTE UND UNERLAUBTE LEBENSMITTEL

Diese Lebensmittel sollten Sie meiden

Getreide

Amaranth, Gerste, Buchweizen, Bulgur, Mais, Farro, Kamut, Hirse, Hafer, Quinoa, Reis, Roggen, Sorghumhirse, Dinkel, Teff, Triticale, Weizen, Wildreis.

Bohnen und Hülsenfrüchte

Adzukibohnen, Schwarze Bohnen, Augenbohnen, Saubohnen, Kichererbsen, Dicke Bohnen, Braune Kichererbsen, Kidneybohnen, Linsen, Limabohnen, Mungbohnen, Navy-Bohnen, Erdnüsse, Rote Bohnen, Sojabohnen, Weiße Bohnen.

Eier jeder Herkunft

Nachtschattengewächse

Cayennepfeffer, Chili, Chipotle-Chilischoten, Auberginen, Goji-Beeren, Physali, Habanero-Chilischoten, Jalapeno-Chilischoten, Paprika, Poblano-Chilischoten, Kartoffeln, Spitzpaprika, Taak, Tomaten, Tomatillos.

Nüsse

Mandeln, Paranüsse, Cashews, Kaffee, Kakao, Haselnüsse, Pekannüsse, Pinienkerne, Pistazien Macadamianüsse, Walnüsse.

Kerne und Samen

Anis, Raps, Kümmel, Chia, Koriander, Fenchel, Bockshornklee, Flachs, Senf, Muskatnuss, Mohn, Kürbis, Sesam, Sonnenblumenkerne, Hanf.

Milchprodukte

Butter, Buttermilch, Kasein, Käse, Kondensmilch, Ziegenkäse, Ziegenmilch, Eiscreme, Butterfett, Kefir, Milch, Milchpulver, Schafsmilch, Saure Sahne, Molke, Molkeproteine, Schlagsahne, Joghurt.

Sonstige

Alkohol, Süßungsmittel, Emulgatoren, Zusatzstoffe, chemische Zusatzstoffe, NSAIDs (Aspirin, Ibuprofen, Naproxen) Stevia, Verdickungsmittel.

Diese Lebensmittel sollten Sie verwenden

Gemüse

Artischocke, Rucola, Spargel, Pak Choi, Brokkoli, Rosenkohl, Butternusskürbis, Kohl, Blumenkohl, Sellerie, Mangold, Blattkohl, Gurken, Fenchel, Grünkohl, Lauch,

Grüner Salat, Pilze, Rhabarber, Zuckerschoten, Spinat, Sommerkürbis, Winterkürbis, Brunnenkresse, Zucchini.

Wurzelgemüse

Rote Bete, Möhren, Knollensellerie, Knollenbohne, Zwiebel, Pastinaken, Rübstiel, Radieschen, Kohlrübe, Schalotte, Süßkartoffeln, Yamswurzel.

Obst

Äpfel, Aprikosen, Avocado, Bananen, Brombeeren, Blaubeeren, Cantaloupe-Melonen, Kirschen, Clementinen, Kokosnüsse, Datteln, Feigen, Weintrauben, Grapefruit, Guaven, Buckelbeeren, Honigmelone, Kiwis, Zitronen, Limetten, Mango, Marionbeeren, Nektarinen, Orangen, Papaya, Pfirsiche, Birnen, Khakis, Pflaumen, Ananas, Granatäpfel, Himbeeren, Erdbeeren, Mandarinen, Wassermelonen.

Kräuter

Basilikum, Lorbeerblätter, Kamille, Schnittlauch, Koriander, Dill, Lavendel, Zitronengras, Majoran, Minze, Petersilie, Pfefferminze, Rosmarin, Salbei, Spearminze, Estragon, Thymian.

Fette

Tierisches Fett, Avocado-Öl, Kokosnuss-Öl, Entenschmalz, Schweineschmalz, Olivenöl, Palmöl, Talg.

Fleisch

Rind, Bison, Büffel, Lamm, Fisch, Meeresfrüchte,

Hähnchen, Pute, Ente, Schwein, Kaninchen, Wild, Innereien.

Gewürze

Zimt, Nelken, Knoblauch, Ingwer, Safran, Himalaya-Salz oder Meersalz, Kurkuma.

Süßungsmittel

Datteln, Trockenfrüchte, Honig, Ahornsirup, Melasse.

Fermentiertes

Sauerkraut, fermentiertes Gemüse, Kombucha, Kefir (nicht aus Milchprodukten).

DIE REZEPTE

Einfache Rinderknochen-Brühe

2,25 kg Markknochen vom Rind

4,75 l Wasser

2 EL Apfelessig

1 EL Himalaya-Salz

Knochen waschen und in einem großen Suppentopf ohne Fett kurz anbräunen. Wasser und Essig dazugeben, alles zudecken und einmal aufkochen. Hitze reduzieren und 12 – 24 Stunden sieden lassen. Bei Bedarf Wasser nachgießen. Danach die Knochen herausnehmen, Brühe durch ein Sieb gießen und nach Belieben salzen.

Die Brühe kann wunderbar in kleinen Portionen eingefroren werden. Sie können Sie statt Flüssigkeit Eintöpfen, Suppen, Ragouts usw. zufügen.

Gesammelte Hühnerknochen-Brühe

Um eine wirklich gehaltvolle Hühnerbrühe zu erhalten, benötigen Sie mehr Knochen und Knorpel, als ein einziges Suppenhuhn hergibt. Da es schwierig ist, Knochen von Bio-Hühner zu erhalten, sammeln Sie sie doch einfach. Jedesmal, wenn Sie Hühnerkeulen, Chicken-Wings, Putenoberkeule oder ein Brathähnchen zubereiten, frieren Sie die Knochen nach der Mahlzeit einfach ein, bis Sie genügend für eine kraftvolle Brühe beisammen haben. Für eine Brühe spielt es keine Rolle, dass die Knochen bereits vorher auf andere Art gegart wurden.

450 g Hühnerknochen (und andere Geflügelknochen, wenn Sie haben)

950 ml Wasser

1 TL Salz

½ EL Essig

Knochen mit Wasser und Essig in einem Topf zugedeckt aufkochen. Hitze reduzieren und 12 – 24 Stunden sieden lassen. Bei Bedarf Wasser nachgießen. Danach Knochen herausnehmen, Brühe absieben und nach Belieben salzen.

Ghee selber machen

500 g Weidebutter

Die Butter in einem kleinen Topf auf niedrigster Stufe etwa 20 – 45 Minuten erhitzen, so dass sich Schaum auf der Oberfläche bildet. Währenddessen immer wieder den entstehenden Molke-Schaum abschöpfen und entsorgen.

Das Ghee sollte am Ende leicht braun, aber nicht zu dunkel werden. Wenn es anfängt, nach Karamell zu duften und Farbe annimmt, ist es fertig. Im Anschluss durch ein Sieb (Nussmehlsieb oder Papierteefilter) in Gläser abfüllen.

Sauerkraut selber machen

1 kg Weißkohl

1/2 – 1 EL Himalaya-Salz

2 Einmach-Gläser mit Deckel

2 kleinere Gläser zum Beschweren

Stampfer

Messer oder Gemüsehobel

Große Schüssel

Weißkohl hobeln, mit Salz vermischen und mit den Händen gut kneten, bis Saft austritt.

Gläser und Deckel gründlich reinigen und mit heißem Wasser ausspülen. Hände mit milder Seife oder auch nur warmen Wasser reinigen. Auf keinen Fall antibiotische Reinigungsmittel verwenden!

Etwas von dem gut durchgekneteten Sauerkraut in das Glas füllen und mit dem Stampfer fest runterdrücken. Dabei tritt noch mehr Flüssigkeit aus. Schichtweise so vorgehen. Das Glas bis etwa 5 cm unter den Glasrand füllen. Die Flüssigkeit sollte über dem Kraut stehen. Mit einem Kohlblatt gut abdecken und nach unten drücken. Das Kohlblatt dient dazu, dass das Kraut nicht an die Oberfläche der Lake dringt.

Das zweite, kleinere Glas mit Wasser füllen und auf das Kohlblatt setzen. Es dient als Beschwerer. Mit einem sauberen Tuch abdecken. Am besten auf ein Tablett o.ä. stellen. Beim Fermentieren kann es passieren, dass etwas Flüssigkeit über den Rand „blubbert".

Bei Zimmertemperatur stehen lassen. Täglich kontrollieren, ob das Kraut durch die Gärung nach oben dringt. Bei Bedarf wieder runterdrücken. Nach 4 Tagen anfangen zu probieren. Je kleiner das Glas, desto schneller ist das Sauerkraut fertig Das ist der Fall, wenn es angenehm säuerlich, aber nicht beißend nach Essig schmeckt. Es soll etwas weicher sein, aber noch Biss haben. Und leicht glasig und gelblich aussehen.

Das fertige Sauerkraut im Kühlschrank oder im Keller aufbewahren. Evtl. in kleinere Gläser umfüllen. Die übrige

Lake nachgießen. Es ist bis zu einem Jahr haltbar.

Zum Probieren zwischendurch Holz- oder Plastikbesteck benutzen!

WICHTIG: Das Kraut muss immer von Lake bedeckt sein. Bei Bedarf herunterdrücken, so dass die Lake wieder über die Oberfläche steigt. Es können Ablagerungen an der Oberfläche auftreten, was in der Regel harmlos ist. Nur Schimmel muss abgeschöpft werden.

Hausgemachtes Kräutersalz

100 g naturbelassenes feinkörniges Meersalz oder Himalaya-Salz

1 TL getrocknetes Bohnenkraut

1 TL getrockneter Majoran

1 TL getrockneter Rosmarin (fein gehackt)

1 TL Thymianblätter (frisch geschnitten)

1 TL getrockneter Oregano

Je 1 Msp. Knoblauch-, Vanille- und Ingwerpulver

Das Meersalz mit Bohnenkraut, Majoran, Rosmarin, Thymian und Oregano in einer Schüssel mischen. Knoblauch-, Vanille- und Ingwerpulver dazugeben. Die

Mischung in passende Gefäße füllen und gut verschließen. Etwa 2 Monate haltbar.

Gemüsebrühe-Pulver

Zutaten für ca. 300 g (8 – 10 Liter)

2 Zwiebeln

250 g Lauch

300 g Karotten

300 g Knollen-Sellerie

100 g Champignons

4 Scheiben Ingwer

100 g Petersilie (Blätter und Stiele)

3 Zweige Liebstöckel

4 Knoblauchzehen

80 g Himalaya-Salz

Backofen auf 80 Grad Umluft vorheizen und 3 Backbleche mit Backpapier auslegen. Zwiebel würfeln, Lauch putzen und klein schneiden. Karotten und Sellerie schälen und raspeln. Champignons putzen und grob zerkleinern. Ingwer schälen und hacken. Petersilie und Liebstöckel grob schneiden. Knoblauch in Scheiben schneiden.

Zwiebeln, Lauch, Karotten, Sellerie, Champignons, Ingwer, Petersilie, Liebstöckel und Knoblauch mischen und auf die Backbleche verteilen. Im Ofen 4 – 6 Stunden trocknen lassen. Anschließend in einem elektrischen Zerkleinerer portionsweise zu feinem Pulver mahlen. Das gemahlene Gemüse mit dem Salz mischen und gut verschlossen aufbewahren.

Haltbarkeit: ca. 1 Jahr. Für eine Gemüsebrühe geben Sie 1 EL Pulver auf ½ Liter Wasser.

Kokos-Joghurt selber machen

1 Liter Kokosmilch

0,9 g Ferment-Pulver

Die Kokosmilch mit dem Ferment-Pulver gut vermengen und bei Zimmertemperatur in einem Bügelglas 4 – 6 Tage fermentieren lassen. Das Glas täglich schütteln.

Ein feuchtes Geschirrhandtuch über ein Sieb legen und den Kokos-Joghurt hineingeben. 4 – 5 Stunden abtropfen lassen.

Im Kühlschrank aufbewahren. Der Joghurt ist etwa 2 Wochen haltbar.

Schweineschmalz selber machen

500 g Fett (Schweineflomen)

500 g Bauchspeck ohne Schwarte (roh)

2 Zwiebeln

1 Apfel (Boskop)

1 TL Majoran

1 TL Salz

½ TL Pfeffer

Fett abspülen und trockentupfen. In kleine Würfel schneiden. Bei niedriger Hitze in einem großen Topf auslassen. Wenn die Grieben glasig sind, die gewürfelten Zwiebeln dazugeben. Anschließend den ebenfalls gewürfelten Apfel und die Gewürze zufügen. Solange braten, bis die Grieben und der Apfel braun sind. Gelegentlich umrühren.

Das fertige Schmalz in kleine Schüsseln geben und etwa 2 Tage durchkühlen lassen.

Wer das Schmalz nur zum Braten verwenden möchte, lässt ausschließlich das Fett bei niedriger Hitze aus.

Wurst selber herstellen

Wagen Sie sich doch einmal an die Herstellung von hausgemachter Wurst. Es ist einfacher, als Sie vielleicht denken. Sie werden sehen, es bringt Spaß und der geschmackliche Unterschied ist die Mühe wert. Der wichtigste Vorteil ist, dass Sie genau wissen, was drin ist und Sie Ihrer Fantasie bei der Herstellung freien Lauf lassen können. Experimentieren Sie mit unterschiedlichen Fleischsorten und Gewürzen. Auch lassen sich etwas Leber oder andere Innereien hervorragen darin „verstecken". Für die eigene Herstellung von Wurst benötigen Sie einen Fleischwolf. Weiterhin empfehle ich die Anschaffung eines Wurstfüllers. Sie können die Därme zwar auch mit dem Fleischwolf befüllen, doch ist dies mühsam. Mit einem Wurstfüller geht die Herstellung viel schneller von der Hand. Geeignete Därme bekommen Sie beim Metzger Ihres Vertrauens oder auch im Internet.

Selbstgemachte Nürnberger Bratwurst

250 g Rindfleisch (sauber von Fett befreit)

750 g durchwachsenes Schweinefleisch

20 g Salz

2 – 3 g Pfeffer schwarz fein gemahlen

0,5 g Muskatblüte

0,25 g Ingwer getrocknet

1 EL Majoran gerebelt

Naturdarm (Schaf Saitling)

Das Rindfleisch von Knorpeln, Sehnen und Silberhaut befreien. Durch die 3 mm Scheibe wolfen. Mit den Gewürzen kräftig vermengen und durchkneten bis ein schönes Wurstbrät entsteht. Die Wurstmasse mit dem Wurstfüllen möglichst blasenfrei in Därme füllen und alle 10 cm. abdrehen.

Eventuell vorhandene Blasen mit einer Nadel einstechen und entlüften.

Selbstgemachte Zwiebelmettwurst

700 g mageren Schweinebauch mit etwas Fett

300 g mageres Schweinefleisch

20 g Salz

2,5 g gemahlenen Pfeffer

30 g Zwiebeln

Fleisch vor der Zubereitung gut durchkühlen. Durch die 4,5 mm Scheibe wolfen. Alles kräftig in der Küchenmaschine oder mit dem Rührgerät vermengen. Das

Brät mit dem Wurstfüller in Sterildärme füllen. Die Wurst ist sofort verzehrfähig. Eventuelle Reste können Sie wunderbar einfrieren und bei Bedarf wieder auftauen.

Selbstgemachte Leberwurst im Glas

275 g mageres Schweinefleisch

1 kg Schweinebauch mit Schwarte

400 g Kalbsleber

1 Gemüsezwiebel

1,5 EL Salz

1 EL Majoran

1 EL Pfeffer

1 TL Muskatblüte

1 TL gemahlenen Ingwer

1 EL Schmalz oder Ghee

Das Schweinefleisch und den Schweinebauch eine Stunde in wenig Wasser kochen. In der Zwischenzeit die Zwiebel würfeln und in Schmalz oder einem EL Ghee glasig dünsten.

Nach einer Stunde das Fleisch vom Herd nehmen. Die

Leber für ca. eine Minute in das heiße Wasser geben und durchziehen lassen. Danach Leber und Fleisch herausnehmen (Sud nicht weggießen), die Schwarte vom Schweinebauch entfernen und alles in Stücke schneiden. Das Fleisch mit der Hälfte der Zwiebeln durch die mittelfeine Scheibe des Fleischwolfes drehen. Die restlichen Zwiebeln und die Gewürze hinzufügen sowie ca. 250 ml des Kochsuds. Alles miteinander vermischen.

Die Masse zu 2/3 in ausgekochte Schraubgläser füllen. Die Gläser in einen großen Topf stellen und mit Wasser auffüllen, bis die Gläser kurz vorm „Schwimmen" sind. Wasser zum Kochen bringen. 120 Minuten köcheln lassen.

Zitronendressing zu gemischtem Salat

4 EL Olivenöl

2 EL Apfelessig

Saft von 1 Zitrone

1 kleine Handvoll Koriandergrün

1 EL Ahorn-Sirup

Alle Zutaten miteinander vermengen und über den Salat geben.

Riesenchampignon-Fenchel-Salat

2 Riesenchampignons

1 Knoblauchzehe

3 Zweige Thymian

1 Prise Himalaya-Salz

2 EL Olivenöl

½ Fenchelknolle

Saft von ½ Zitrone

½ TL rohe Kürbiskerne

3 Zweige glattblättrige Petersilie

Backofen auf 180 Grad vorheizen. Pilze auf ein Backblech setzen, mit fein geschnittenem Knoblauch, Thymian und Salz bestreuen, mit 1 EL Olivenöl beträufeln und 15 min im Ofen weich schmoren Inzwischen den Fenchel fein würfeln, mit dem verbleibenden Olivenöl und dem Zitronensaft mischen. Mit Petersilie bestreuen.

Sauerkraut-Salat

300 g selbstgemachtes Sauerkraut

1 Karotte

1 Apfel

1 Zwiebel

2 EL Olivenöl

Himalaya-Salz

Das Sauerkraut grob hacken. Karotte und Apfel waschen und fein reiben. Mit dem Sauerkraut vermengen. Zwiebel fein würfeln, unter das Kraut mischen, mit Salz würzen. Öl zufügen. Einige Minuten ziehen lassen.

Steckrüben-Salat

1 Steckrübe

2 TL Himalaya-Salz

1 Prise Pfeffer

1 TL Kurkuma

Eine Prise Muskatnuss-Blüte

Etwas Thymian

1 – 2 EL Balsamico-Essig

1 – 2 EL Apfelsaft

1 – 2 EL Olivenöl

Grüner Salat

Steckrübe schälen und raspeln. Mit den anderen Zutaten vermengen und mit den Händen mindestens 5 Minuten kräftig durchkneten. Auf grünem Salat mit anderen geraspelten Gemüse (Möhre, Rote Beete z.B.), Sprossen, Öl und Balsamico anrichten.

Krautsalat mit Pampelmuse

100 g Weißkohl

½ Pampelmuse

100 ml Kokosmilch (vollfett)

1 EL Pampelmusensaft

1 TL Ahornsirup

Himalaya-Salz

Kohl fein hobeln, mit etwas Salz mischen und kräftig kneten, bis das Kraut tropft. Flüssigkeit abgießen. Pampelmuse filetieren und in Stücke schneiden. Kokosmilch, Saft, Sirup und Salz vermengen und zufügen.

Apfel-Karottensalat

2 Karotten

1 Apfel

2 TL Zitronensaft

2 EL Kokosmilch

2 TL Natives Kokosöl

Himalaya-Salz

Äpfel und Karotten fein raspeln. Kokosöl schmelzen und mit Kokosmilch und Zitronensaft vermengen. Mit etwas Salz abschmecken.

Bunter Forellenfilet-Salat

2 große Karotten

1 große Zucchini

½ Bund Dill

½ Zitrone

2 TL frisch geriebenen Meerrettich

2 große geräucherte Forellenfilets (200g)

Himalaya-Salz

Muskatblüte

Gemüse waschen und raspeln. Dill waschen, klein schneiden und mit dem Gemüse vermischen. Halbe Zitrone entsaften, mit dem Meerrettich unter das Gemüse mischen. Forellenfilets in Stücke schneiden und vorsichtig unter das Gemüse heben. Mit Salz und Muskatblüte würzen.

Fischsalat mit Kräutern

400 g festes Fischfilet (z.B. Rotbarsch, Kabeljau, Viktoriabarsch)

Himalaya-Salz

1 kleine rote Zwiebel

2 zarte Stangen Staudensellerie

3-4 Salatblätter

1 Stängel Zitronengras

1 Stück Ingwer (2cm)

3 Zweige Thai-Basilikum

3 Zweige Koriander

3 EL Fischsauce

3 EL Limettensaft

1 TL Ahron-Sirup

Fisch waschen und in mundgerechte Stücke schneiden. Im Dämpfeinsatz in 5-6 Minuten garen. Zwiebel schälen, halbieren und in feine Streifen schneiden. Sellerie waschen, putzen, in kurze dünne Streifen schneiden.

Salatblätter waschen, trockentupfen, grob zerpflücken. Zitronengras putzen, Ingwer schälen. Fein hacken. Basilikum und Koriander abbrausen, Blätter abzupfen. Fisch, Zwiebel, Sellerie, Zitronengras, Ingwer und Kräuter in eine Schüssel geben.

Fischsauce mit Limettensaft und Ahorn-Sirup verrühren. Behutsam unterheben. Abschmecken, kurz ziehen lassen und auf Salatblättern anrichten. Der Salat schmeckt am besten, wenn der Fisch noch lauwarm ist.

Iberico Lachs

200 g Lachsfilet

4 Scheiben Iberico-Schinken

Rucola

Das Lachsfilet waschen, abtupfen und in gleich große

Stücke schneiden. Zusammen mit dem Rucola in den Schinken einwickeln und genießen.

Avocado-Lachs-Tatar

3 große, reife Avocados

½ EL Zitronensaft

1 Frühlingszwiebel

½ Gurke

Meersalz

Pfeffer

200 g Räucherlachs

1 EL frischen Dill, geschnitten

Kresse

Frühlingszwiebel und Gurke schneiden. Avocados halbieren und mit einem Löffel das Fruchtfleisch ausheben. Die Avocado in eine Schüssel geben und mit einer Gabel zerdrücken. Zitronensaft, Frühlingszwiebel und Gurke zur Avocado gebe und Pfeffer und Salz abschmecken.

Frischen Dill hacken und den Lachs in feine Würfel

schneiden. Beides zusammen in eine andere Schüssel geben. Mit Salz und Pfeffer abschmecken.

Die Hälfte der Avocadomasse in ein Ringförmchen geben und mit dem Auslöser andrücken. Dann den Lachs in die Förmchen geben und andrücken. Zum Schluss die restliche Avocado-Masse als oberste Schicht verteilen, andrücken und die Ringformen vorsichtig entfernen.

Mit Kresse garnieren. Wer kein Ringförmchen hat, kann das Tatar auch in einem Glas anrichten.

Lachs-Carpaccio mit Zitronenvinaigrette

500 g Lachsfilet

Saft von 2 Zitronen

3 EL Olivenöl

Schwarzer Pfeffer, gemahlen

100g Rucola

1 TL Balsamico

Meersalz

2 Frühlingszwiebeln

1 Bund Dill

2 EL Kapern

Das Lachsfilet in Frischhaltefolie wickeln und 15 Minuten ins Gefrierfach legen. Zitronensaft mit 2 EL Olivenöl mischen und mit dem Pfeffer würzen. Rucola waschen, trockentupfen und verlesen.

In der Salatschüssel das restliche Olivenöl, Balsamico, Salz und Pfeffer vermengen. Erst später den Rucola dazugeben.

Frühlingszwiebeln waschen und in feine Ringe schneiden. Dill waschen, trockentupfen und fein schneiden.

Den angefrorenen Lachs in sehr dünne Scheiben schneiden und auf Tellern anrichten. Mit der Zitronen-Olivenöl-Marinade bestreichen und mit Pfeffer und Salz würzen.

Thunfisch mit Papaya

1 Scheibe roher Thunfisch (150 – 200 g)

¼ frische Papaya

Kresse

Die Papaya in kleine Würfel schneiden. Den Fisch mit der Papaya und der Kresse bedecken.

Gebratene Dorschleber

Dorschleber (aus der Dose)

1 - 2 Frühlingszwiebeln

1 kleine Knoblauchzehe

1 Zitrone

1 – 2 TL Ghee

Himalaya-Salz

Pfeffer

Etwas frische glatte Petersilie

Blattsalat

Dorschleber kurz in Ghee anbraten, dann feingeschnittene Frühlingszwiebeln, gehackten Knoblauch und die Petersilie hinzufügen.

Mit Salz, Pfeffer und Zitronensaft abschmecken.

Auf dem Blattsalat anrichten.

Fischfilet mit Champignon-Porree-Aufstrich

1 kg Porree

500 g Karotten

200 g Champignons

Meersalz

2 EL Olivenöl

Pfeffer

200 ml Gemüsebrühe

4 Kabeljaufilets

4 TL Zitronensaft

40 g Sonnenblumenkerne

1 Bund Dill

Porree, Karotten und Pilze putzen und in dünne Scheiben schneiden. Porree in Salzwasser garen. Öl in einer Pfanne erhitzen Champignons darin leicht anbraten. Mit Salz und Pfeffer würzen. Herausnehmen und beiseite stellen.

Karotten in das Bratfett geben, kurz anbraten, mit Brühe ablöschen, aufkochen und zugedeckt kurz garen. Inzwischen Fisch waschen, trockentupfen, mit

Zitronensaft beträufeln und mit Salz und Pfeffer würzen.

Porree abgießen und gut abtropfen lassen. 4 Esslöffel Porree abnehmen und mit den Champignons mischen. Restlichen Porree zu den Karotten in die Brühe geben. Porree-Karottenmischung mit der Brühe in 4 ofenfeste Auflaufförmchen verteilen. Je 1 Stück Fisch daraufsetzen. Champignon-Porree-Gemüse auf dem Fisch verteilen.

Bei 200 Grad ca. 20 Minuten backen. Eventuell früher abdecken. Zwischenzeitlich Dill waschen, trocken tupfen und hacken. Auflaufförmchen aus dem Ofen nehmen und mit Dill bestreuen.

Forelle mit Oliven

1 große Seeforelle (ca. 2 kg)

Oliven ohne Kern

Mehrere frische Lorbeerzweige

1 Zitronenscheibe

Olivenöl

Fleur de Sel

Die Forelle abwaschen und auf ein Backblech mit Backpapier legen. Mit Oliven, Lorbeer und Zitrone füllen, mit Öl einpinseln und mit Fleur de Sel bestreuen. Im vorgeheizten Ofen bei 180 Grad Umluft 30 – 40 Minuten garen.

Jakobsmuscheln mit Vanille

8 Jakobsmuscheln a 40 g, küchenfertig

2 EL Kokosöl

1 EL Ghee

Meersalz

¼ TL Vanillepulver

Muscheln gründlich waschen und trocken tupfen. Kokosöl und Ghee erhitzen, die Muscheln von jeder Seite 1 – 2 Minuten stark anbraten. Innen sollten sie noch glasig sein. Herausnehmen und mit dem Fett aus der Pfanne beträufeln, Salzen und mit Vanillepulver bestreut servieren.

Gefüllte Avocado mit Flusskrebsen

125 g gegartes Flusskrebs-Fleisch

1 kleines Bund Dill

2 kleine reife Avocados

Saft von 1 Zitrone

Himalaya-Salz

Krebsfleisch abspülen, gut abtropfen lassen und evtl. kleiner schneiden. Dill waschen, trocken schütteln, von den Stielen zupfen und grob schneiden.

Avocados halbieren. Fruchtfleisch mit einem Esslöffel so herauslösen, dass die Schalen nicht kaputtgehen. Avocadoschalen beiseitelegen.

Fruchtfleisch grob würfeln. Sofort mit Zitronensaft, Dill und dem Flusskrebsfleisch mischen. Salzen. In den Avocadoschalen anrichten.

Tafelspitzsteak

4 Zwiebeln

500 g Karotten

1 TL Pfefferkörner

Himalaya-Salz

Pfeffer

1 kg Tafelspitz (aus der Rinderhüfte)

2 Stangen Porree

500 g Süßkartoffeln

4 EL Ghee

1 kleines Stück Meerrettich

Einige Spritzer Zitronensaft

Zwiebeln schälen und in grobe Stücke schneiden. 2 Karotten schälen, waschen und ebenfalls in grobe Stücke schneiden. In einem großen Topf ohne Fett kurz anrösten. Ca. 2 Liter Wasser, Pfefferkörner und 1 TL Salz zufügen und aufkochen. Tafelspitz waschen, zugeben und zugedeckt ca. 1 ½ Std. köcheln. Entstandenen Schaum ab und zu abschöpfen.

Übriges Gemüse putzen bzw. schälen und waschen. Porree in dünne Ringe schneiden. Karotten in dünne Scheiben schneiden. Süßkartoffeln schälen, waschen und in kleine Würfel schneiden.

2 EL Ghee in einer großen Pfanne erhitzen. Süßkartoffeln und Zwiebeln darin unter Rühren 12 – 15 Minuten braten. Mit Salz und Pfeffer würzen.

Tafelspitz herausheben. Von der Fleischbrühe ca. 300 ml abnehmen und durchsieben. Karotten und Porree darin 8 – 10 Minuten garen. Meerrettich schälen und grob raspeln. Sofort mit Zitronensaft mischen.

Tafelspitz in ca. 1 ½ cm dicke Scheiben schneiden. Süßkartoffeln herausnehmen. 2 EL Ghee im Bratfett erhitzen Fleischscheiben darin in 2 – 3 Portionen von jeder

Seite 1 -2 Minuten braten. Anrichten, mit Meerrettich bestreuen.

Mariniertes Roastbeef

1 kg Roastbeef

3 Knoblauchzehen

1 EL schwarze Pfefferkörner

1 Orange

50 ml Olivenöl

4 Zweige Thymian

1 Zweig Rosmarin

3 EL Kokosöl oder Ghee

Fleisch von Sehnen befreien, Fett rautenförmig einschneiden. Abbrausen und trocken tupfen. Knoblauch abziehen und halbieren. Pfefferkörner grob zerstoßen. Orange heiß waschen, trocken tupfen, mit einem Sparschäler die Schale abziehen. Frucht anderweitig verwenden.

Fleisch, Orangenschale, Knoblauch, Pfeffer, Olivenöl und Kräuter in einen großen Gefrierbeutel geben. Beutel verschließen und das Fleisch im Kühlschrank ca. 4

Stunden marinieren. Backofen auf 100 Grad (Umluft 80 Grad) vorheizen. Kokosöl erhitzen, Roastbeef aus der Marinade nehmen und bei starker Hitze rundum kräftig anbraten.

Fleisch auf ein Blech legen, mit Kräutermarinade bedecken. Roastbeef im vorgeheizten Ofen in ca. 90 Minuten medium garen (Kerntemperatur ca. 56 Grad). Roastbeef aus dem Ofen nehmen, in Alufolie wickeln und 5 Minuten ruhen lassen. Leich salzen und servieren.

Scaloppine al limone

2 Bio-Zitronen

Himalaya-Salz

Pfeffer

Honig

6 EL Olivenöl

4 Kalbs- oder Schweineschnitzel

50 g Ghee

1 Gefrierbeutel (3 l)

Alufolie

Zitronen heiß waschen und trocknen. Eine Zitrone in Scheiben schneiden. Von der anderen die Schale abreiben. Anschließend auspressen. Saft mit etwas Salz und Pfeffer verrühren. 6 EL Öl darunter schlagen. Zitronenschale unterrühren.

Schnitzel waschen, trockentupfen und halbieren. Den Gefrierbeutel aufschneiden, Schnitzel dazwischen legen und dünn klopfen. In eine weite Form legen und das Zitronenöl darüber gießen. Zugedeckt im Kühlschrank ca. 1 Stunde marinieren, dabei zwischendurch einmal wenden.

Fleisch aus der Marinade nehmen, etwas abtropfen lassen. Marinade aufbewahren. Eine große Pfanne ohne Fett erhitzen. 4 Schnitzel darin von jeder Seite ca. 1 Minute braten. Mit etwas Salz und Pfeffer würzen. Herausnehmen, in Alufolie wickeln und im heißen Ofen (75 Grad) warm stellen. Übrige Schnitzel ebenso braten. Zitronenscheiben im heißen Bratfett von jeder Seite ½ -1 Minute braten, warm stellen.

Gesamte Marinade in die Pfanne gießen. Bratensatz unter Rühren lösen und aufkochen. Pfanne vom Herd nehmen, kurz abkühlen lassen. Ghee nach und nach in die Soße rühren. Mit Salz, Pfeffer und ca. 3 TL Honig abschmecken.

Kräuterfrikadellen im Speckmantel

500 g Rinderhackfleisch

Bacon-Scheiben

1 mittelgroße Karotte

1 Zwiebel

2 Knoblauchzehen

Rosmarin

Thymian

Himalaya-Salz

Zwiebel in kleine Würfel schneiden, Knoblauch pressen. Beides kurz anbraten. Karotte reiben. Mit dem Hackfleisch vermengen und mit Salz und den Kräutern abschmecken. Zu Frikadellen formen. Jeweils zwei Scheiben Bacon kreuzweise übereinander legen, eine Frikadelle in die Mittel legen und mit dem Speck umwickeln. Mit der Specknaht nach unten auf ein Backblech geben.

Bei 180 Grad Ober- und Unterhitze in ca. 30 – 45 Minuten backen.

Rinderzunge mit Chimichurri

1 Rinderzunge, ca. 1,5 kg

2 Zwiebeln, grob gehackt

2 Möhren, grob geschnitten

3 Stangen Staudensellerie

1 Bund Petersilie

2 Lorbeerblätter

8 Pfefferkörner

½ TL Meersalz

Für die Soße:

1 Bund glatte Petersilie

2 Knoblauchzehen

1 kleine rote Zwiebel

1 Limette

Olivenöl

½ TL schwarzen Pfeffer, ganze Körner

1 TL grobes Meersalz

1 TL Oregano, getrocknet

1 TL Thymian, getrocknet

1 Lorbeerblatt

Alle Zutaten für die Rinderzunge in einen großen Topf geben und mit Wasser auffüllen. Die Rinderzunge sollte bedeckt sein. Das Wasser zum Kochen bringen. Temperatur reduzieren und bei geringer Hitze ca. 3 – 3,5 Stunden köcheln lassen. Zunge gelegentlich wenden. Ggfs. Wasser nachfüllen, falls zu viel verdunstet. Während des Kochvorganges färbt sich die Zunge weißlich.

Zunge aus dem Topf nehmen, abtropfen lassen und über Nacht in den Kühlschrank stellen. Mit einem spitzen Messer vorsichtig einen Schnitt in die Haut machen und diese von der Zunge abziehen. Etwaiges Fett oder Knorpel komplett wegschneiden.

Die Zunge in etwa gleich große Stücke aufschneiden.

Soße:

Petersilie, Knoblauch und Zwiebel fein hacken. Alle Zutaten in einen Mörser geben und mit dem Saft der Limette und dem Olivenöl vermischt, bis eine Paste, ähnlich einem Pesto, entsteht. Mindestens einen Tag ziehen lassen, gerne auch länger. Die Soße ist ca. 2 Wochen haltbar, solange sie mit Öl bedeckt ist.

Gebratenes Knochenmark

Markknochen nach Bedarf

Fleur de Sel

Blattsalat

Das Mark vorsichtig aus den Knochenscheiben drücken und in einer beschichteten Pfanne von allen Seiten ohne weitere Fettzugabe knusprig braten. Mit etwas Fleur de Sel bestreuen und noch warm servieren. Das heiße, ausgelassene Fett in einem kleinen Schälchen separat reichen. Auf Blattsalat servieren.

Leber und Speck auf Feldsalat

500 g Feldsalat

3 EL Balsamico

2 EL Olivenöl

Himalaya-Salz

Pfeffer

50 g Speck, durchwachsen

100 g Leber (Rind, Kalb, Hähnchen oder Schwein)

1 Zehe Knoblauch

1 kleine Zwiebel

Etwas Honig

Feldsalat putzen und trocken tupfen. Speck in einer Pfanne auslassen und die in Streifen geschnittene Leber kurz darin anbraten.

Aus Balsamico, Öl, Salz, Pfeffer, Knoblauch, Zwiebel und Honig eine Marinade zubereiten. Diese zu der Leber in die Pfanne geben und kurz mit erwärmen. Das Ganze über den Feldsalat geben, untermischen und noch warm servieren.

Leberpfanne mit Apfel und Zwiebeln

8 Scheiben Kalbsleber

6 mittlere Zwiebeln

2 Äpfel

6 EL Balsamico

2 EL Akazienhonig

Öl zum Anbraten (Ghee, Schmalz oder Kokosöl)

Himalaya-Salz

Pfeffer

Die Leber waschen, trockentupfen, mit Pfeffer würzen. Im Öl von jeder Seite kurz anbraten und herausnehmen. Die Zwiebeln in Ringe schneiden, die Äpfel schälen und in kleine Stückchen schneiden. Die Zwiebeln in der Pfanne fast gar dünsten und herausnehmen. Nochmal etwas Öl in die Pfanne geben und die Äpfel kurz dünsten. Sie sollten nicht zu weich werden. Honig zugeben, karamellisieren, dann den Balsamico angießen. Die Zwiebeln mit den Äpfeln verrühren. In der Zwischenzeit die Leber salzen und unter die Zwiebeln schieben. Die Temperatur runterstellen und in ca. 20 Minuten gar ziehen lassen.

Hähnchenbrust im Serrano-Mantel

4 Hähnchenbrustfilets

8 Serrano-Schinken Scheiben

2 EL Olivenöl

Frischer Basilikum

Pfeffer

Himalaya-Salz

Die Hähnchenbrüste waschen und trocken tupfen. Aus 1 EL Olivenöl, Pfeffer, etwas Salz und dem Basilikum eine Marinade anrühren und das Hähnchenfleisch damit einreiben. Vor der Weiterverarbeitung ein wenig ziehen lassen.

Das Fleisch mit je 2 Scheiben des Schinkens umwickeln, dann in einer Pfanne mit dem restlichen Olivenöl von beiden Seiten anbraten. Anschließend in einer feuerfesten

Form für 30 Minuten bei 150 Grad im Ofen backen.

Kräuterhähnchen

1 Bund glatte Petersilie

6 Stiele Thymian

2 Zweige Rosmarin

100 ml Olivenöl

2 Knoblauchzehen

3 Stück dünn abgeschälte Bio-Zitronenschale

Himalaya-Salz

Pfeffer

4 Hähnchenbrustfilets mit Haut

Kräuter fein hacken in in eine flache Schale geben. Olivenöl und gepressten Knoblauch hinzufügen. Mit Zitronenschale, Salz und Pfeffer abschmecken. Fleisch hinzugeben und gut vermischen. Mindestens 1 Stunde marinieren.

Mit der Haut nach oben auf ein mit Backpapier ausgelegtes Blech legen und bei 220 Grad auf der mittleren Schiene 25 – 35 Minuten backen. Nach 15 Minuten nochmals mit

Marinade bestreichen.

Thai-Hühnersuppe

2 Stängel Zitronengras

2 walnussgroße Stücke frischer Galgant oder Ingwer

3 Zitronenblätter

250 g Austernpilze oder Champignons

1 kleine Zucchini

500 g Hühnerbrustfilet

1 Dose Kokosmilch (400ml)

4 EL Limettensaft

4 EL Fischsoße

300 ml kräftige Hühnerbrühe oder Gemüsebrühe

1 Bund Koriander

Zitronengras waschen und in ca. 3 cm große Stücke schneiden. Galgant waschen und in dünne Scheiben schneiden. Die Zitronenblätter waschen und vierteln. Pilze und Zucchini putzen und in Stücke schneiden. Fleisch in mundgerechte Stücke schneiden.

Kokosmilch erhitzen. Zitronengras, Zitronenblätter und den Galgant dazugeben. Kokosmilch bei mittlerer Hitze ohne Deckel ca. 2 Minuten leicht kochen lassen. Die Brühe, Fleisch und das Gemüse hinzufügen und bei schwacher Hitze offen weitere 5 Minuten köcheln lassen. Limettensaft und Fischsauce am Ende hinzugeben. Fertig portionierte Suppe mit Koriander bestreuen.

Frühlingsminestrone

4 Karotten

4 Stangen Staudensellerie

2 Mairübchen

300 g grüner Spargel

60 g Zuckerschoten

1 Bund Lauchzwiebeln

2 Knoblauchzehen

2 EL Olivenöl

800 ml Gemüsebrühe

1 Bund Frühlingskräuter (z.B. Pimpinelle, Kerbel, Dill, Basilikum)

1 EL abgeriebene Bio-Zitronenschale

Himalaya-Salz

Gemüse putzen, schälen und separat in mundgerechte Stücke schneiden. Knoblauch abziehen und fein würfeln. Olivenöl in einem großen Topf erhitzen. Knoblauch und Lauchzwiebel darin andünsten. Karotten, Sellerie und Rübchenstücke zugeben und 2 Minuten andünsten.

Gemüsebrühe angießen und ca. 6 Minuten kochen lassen. Restliches Gemüse zugeben. Kräuterblättchen abzupfen und fein hacken. Kräuter und Zitronenschale in die Suppe rühren. Mit Salz abschmecken.

Fenchel-Birnen-Suppe

1 große Fenchelknolle

1 EL Olivenöl

1 Zwiebel

1 Knoblauchzehe

600 ml Gemüsebrühe

1 Birne

Fenchelknolle halbieren und mit einem scharfen Messer für die Garnitur 4 hauchdünne Scheiben abschneiden.

Restlichen Fenchel klein schneiden. Zwiebel in feine Scheiben schneiden.

Öl in einem großen Topf erhitzen, Zwiebel und Knoblauch darin andünsten. 3 EL Gemüsebrühe und den zerkleinerten Fenchel hinzugeben und sobald die Flüssigkeit eingekocht ist, weitere 3 EL Brühe einrühren. Dann die Birne und die restliche Brühe dazugeben, zum Kochen bringen und 40 Minuten köcheln lassen, bis der Fenchel schön weich ist. Fenchel und Birne mit etwas von der Koch-Flüssigkeit im Mixer oder mit dem Stabmixer pürieren, nach und nach so viel Flüssigkeit zugeben, bis eine sämige Suppe entstanden ist.

Mit den Fenchelscheiben und wenig Olivenöl garnieren und servieren.

Kürbissuppe mit Huhn

1 Hokkaido – Kürbis

8 Karotten

200 ml Kokosmilch

250 ml Knochenbrühe

2 Zwiebel

4 Zehen Knoblauch

2 TL Kurkuma

2 TL gemahlener Koriander

6 TL Natives Kokosöl

1 - 2 Bund frischer Koriander

Himalaya-Salz

Hokkaido und Karotten in grobe Stücke schneiden und mit etwas Wasser zum Kochen bringen. Zwiebeln in halbe Ringe schneiden und Knoblauch hacken. Kokosöl in einer Pfanne erhitzen, Gewürze hinzugeben und Zwiebeln und Knoblauch darin 2 – 3 Minuten anbraten.

Wenn das Gemüse gar ist, pürieren. Knochenbrühe und Kokosmilch hinzufügen. Zwiebeln, Knoblauch und Gewürz-Öl ebenfalls hinzugeben und aufkochen. Mit Salz abschmecken.

Hähnchen in Streifen schneiden, salzen und in die Suppe geben. In ca. 5 Minuten gar ziehen lassen (Platte ausstellen). Koriander vor dem Servieren überstreuen.

Nordseekrabben in Rote-Bete-Suppe

3 Rote-Bete-Knollen

Schale von 1 ½ Bio-Zitronen

1 ½ rote Zwiebeln

1 EL Olivenöl

1 Knoblauchzehe

500 ml Knochenbrühe

Meersalz

150 ml Kokosmilch

1 EL frisch geriebener Meerrettich

1 EL Zitronensaft

½ Beet Kresse

100 g Nordseekrabbenfleisch

Rote Bete garen und im Anschluss mit den Zwiebeln grob würfeln. Zwiebeln in Öl andünsten, dann Rote Bete und Knoblauch dazugeben und kurz dünsten.

Brühe zugeben, mit Salz und Zitronenschale würzen. Kurz aufkochen und dann 15 min. leicht köcheln lassen.

50 ml Kokosmilch zugeben und die Suppe mit einem Stabmixer fein pürieren. Mit Zitronensaft und Salz abschmecken.

Restliche Kokosmilch mit Meerrettich vermischen. Kresse schneiden. Suppe mit der Meerrettichkokosmilch und der Kresse garnieren.

Bratäpfel mit Speck, Zwiebeln und Salbei

80 g durchwachsener Speck

250 g Zwiebeln

2 Zweige Salbei

4 gleich große Äpfel a 200 g

2 TL Zitronensaft

3 EL Ghee

Schwarzer Pfeffer

Speck und Zwiebeln klein würfeln. Salbei waschen, abzupfen, trocken tupfen und in feine Streifen schneiden.

Ofen auf 175 Grad vorheizen. Äpfel waschen und trockenreiben. Jeweils an der Stilseite einen Deckel abschneiden. Mit einem Apfelausstecher das Kerngehäuse entfernen, dabei nicht ganz durchstechen. Öffnung vergrößern und mit Zitronensaft bepinseln.

Speckwürfel in einer Pfanne auslassen, ½ EL Ghee hinzufügen. Zwiebelwürfel und die Hälfte der Salbeistreifen in die Pfanne geben. Unter Rühren dünsten, bis die Zwiebeln leicht bräunlich sind. Die Füllung mit Pfeffer würzen, in die Äpfel füllen. Apfeldeckel aufsetzen.

Eine Form mit ca. 2 EL Ghee einfetten, restlichen Salbei darin verteilen und die Äpfel hineinsetzen. Mit dem übrigen Ghee bepinseln. Im Ofen bei 175 Grad ca. 25 Minuten backen.

Gebratene Kräuterseitlinge

500 g Kräuterseitlinge

2 Zehen frischer Knoblauch

2 – 3 Schalotten

2 – 3 EL Ghee

Gemischte Kräuter (eine Hand voll z.B. Petersilie, Majoran, Oregano)

Grobes Meersalz

Pfeffer

Pilze in Scheiben schneiden, ein Pilz ergibt ca. 4 Scheiben. Schalotten putzen und n Ringe schneiden. Knoblauch in Scheibchen schneiden. In einer großen Pfanne den Knoblauch im Ghee bei mittlerer Hitze ca. 10 Minuten ziehen lassen.

Das meiste Ghee aus der Pfanne nehmen und nur so viel in der Pfanne lassen, wie für die erste Portion Pilze benötigt wird. Die Pilzscheiben portionsweise bei mittlerer Hitze braten. Schalotten und die Kräuter dazugeben und mitbraten.

Mit Salz und Pfeffer würzen.

Gedünsteter Kohlrabi mit Kerbel

2 kleine Kohlrabi

1 EL Ghee

Salz

1 – 2 TL Zitronensaft

1 Bund Kerbel

Die zarten Blätter des Kohlrabis beiseitelegen. Kohlrabi schälen, halbieren und in 1 cm dicke Spalten schneiden.

Ghee in einem Topf erhitzen. Kohlrabi zugeben und bei mittlerer Hitze andünsten. 2 EL Wasser zugeben und salzen. Zugedeckt 15 – 20 Minuten garen.

Kohlrabi mit Zitronensaft und Salz abschmecken. Kerbel und die zarten Kohlrabi-Blätter fein hacken und untermischen.

Mangold-Päckchen

12 große Mangoldblätter

300 g Süßkartoffeln

150 g braune Champignons

120 g Zwiebeln

1 kleiner Zweig Rosmarin

5 EL Olivenöl

Himalaya-Salz

Kokosöl

Alufolie

Mangoldblätter von den dicken weißen Stielen schneiden. Mangoldstiele in ½ cm dicke Stücke schneiden. Mangoldblätter in kochendem Salzwasser 1 – 2 Minuten blanchieren. Blätter in eiskaltem Wasser abschrecken und abtropfen lassen.

Für die Füllung die Süßkartoffeln schälen und in ca. ½ cm große Würfel schneiden. Champignons putzen und vierteln. Zwiebeln fein würfeln. Rosmarinnadeln abstreifen und fein hacken.

Olivenöl in einer großen, beschichteten Pfanne erhitzen und die Süßkartoffeln darin bei mittlerer Hitze 5 Minuten braten. Dann Mangoldstiele, Champignons und Zwiebeln zugeben und weitere 6 -8 Minuten bei starker Hitze braten. Rosmarin zugeben und mit Salz würzen. Abkühlen lassen.

Mangoldblätter trocken tupfen. Jeweils 2 Mangoldblätter

überlappend nebeneinanderlegen. Darauf jeweils 3 EL Füllung geben. Erst die Längsseiten der Blätter über die Füllung legen, dann die Blätter von der kurzen Seite her aufrollen. Jedes Mangoldpäckchen auf eine mit Kokosöl gefettete Alufolie legen und die Folie über dem Mangoldpäckchen verschließen. Auf dem Grillrost 10 – 15 Minuten grillen.

Mangold in Olivenöl

600 g Mangold

3 Knoblauchzehen

4 EL Olivenöl

Himalaya-Salz

Muskatnussblüte

Zitronensaft

Mangold waschen, trocken tupfen und von den Stängeln befreien. Knoblauch schälen und klein hacken.

Olivenöl in einem Topf erhitzen und den Knoblauch andünsten. Mangold hinzufügen und bei geringer Hitze zusammenfallen lassen. Mit Salz, Muskatnussblüte und Zitronensaft abschmecken.

Fenchelgemüse mit Artischocke

200 g Schalotten

2 unbehandelte Orangen

2 Fenchelknollen

8 eingelegte Artischockenböden (Dose)

4 - 6 EL Olivenöl

Himalaya-Salz

Honig

200 ml Gemüsebrühe

4 TL Kapern

Schalotten in feine Streifen schneiden. Von einer Orange die Hälfte der Schale abschälen und in feine Streifen schneiden. Dann 12 EL Saft auspressen. Fenchelknollen putzen, das Grün dabei aufbewahren. Knollen vierteln, Strunk entfernen und die Viertel in dünne Spalten schneiden. Artischockenböden abtropfen lassen und vierteln.

Fenchel und Schalotten in Olivenöl andünsten. Mit Salz und etwas Honig würzen. Orangenschale, Orangensaft, Artischocken, Gemüsebrühe und Kapern zugeben. Zugedeckt bei mittlerer Hitze 12 – 14 Minuten garen. Das gehackte Fenchelgrün untermischen und evtl. nachwürzen.

Ofengemüse

1,5 kg Hokkaido

300 g Karotten

300 g Rote Bete

300 g Pastinaken

400 g Süßkartoffeln

Junge Knoblauchknollen (ganz)

125 ml Olivenöl

3 Stiele Rosmarin

3 Stiele Salbei

3 Stiele Thymian

Himalaya-Salz

Kürbis waschen, zerteilen, Kerne entfernen und in Spalten schneiden. Restliches Gemüse waschen und in Scheiben bzw. Spalten teilen. Knoblauchknollen halbieren. Auf einem Backblech verteilen. Mit dem Olivenöl großzügig bepinseln. Kräftig salzen. Kräuter waschen und grob hacken. Über das Gemüse streuen. Mit Rest Olivenöl beträufeln.

Der Knoblauch wird durch das Backen cremig-weich und

lässt sich ganz einfach aus der Schale drücken. Köstlich zu Gemüse und Fleisch.

Bei 200 Grad ca. 25 Minuten backen. Zwischendurch kontrollieren.

Ingwer-Gurken-Gemüse

1 Salatgurke

2 Frühlingszwiebeln

30 g Ingwer

1 EL Kokosöl

1 TL Limettensaft

1 Bund Koriandergrün

Himalaya-Salz

Gurke schälen, längs halbieren und die Kerne herausnehmen. Gurke würfeln. Frühlingszwiebeln putzen, Weißes und Grünes getrennt in Ringe schneiden. Den Ingwer schälen, sehr dünn hobeln, erst in Streifen, dann in sehr kleine Stückchen schneiden.

Zweibelweiß und Ingwer im Kokosöl 2 Minuten anschwitzen, Gurke zugeben. Unter Rühren ca. 15 Minuten bei mittlerer Hitze braten.

Mit Salz, Pfeffer, Limettensaft würzen. Koriander über das fertige Gericht streuen.

Topinambur-Kokos-Püree

450 g Topinambur (350 g netto)

300 ml Gemüsebrühe

½ Bund Koriandergrün

100 ml Kokosmilch

1 TL Zitronenabrieb

1 TL Zitronensaft

Himalaya-Salz

Topinambur waschen, schälen und würfeln. Brühe aufkochen und die Würfel darin zugedeckt bei mittlerer Hitze in ca. 15 Minuten weich kochen.

Koriander waschen und fein hacken. Topinambur abgießen und mit der Kokosmilch fein pürieren.

Mit Salz, Pfeffer, Zitronenschale und Zitronensaft würzen. Mit Koriander bestreuen.

Schwarzwurzel-Püree

600 g Schwarzwurzeln (450 g netto)

1 EL Apfelessig

2 Schalotten

6 Stiele glatte Petersilie

2 EL Kokosmilch

1 Msp. Nelke

Himalaya-Salz

Schwarzwurzeln unter fließendem Wasser schälen, in Stücke schneiden und sofort in einen Topf mit Essigwasser legen, damit sie nicht verfärben.

Schalotten schälen, mit den Schwarzwurzeln in kochendes Salzwasser geben und ca. 30 – 40 Minuten weich kochen.

Inzwischen die Petersilie abbrausen und hacken. Schwarzwurzeln abgießen und etwas ausdampfen lassen.

Mit Kokosnuss-Öl und Kokosmilch mit dem Stabmixer fein pürieren. Mit Salz, Pfeffer, Nelke und Cayenne würzen und mit der gehackten Petersilie bestreuen.

Hokkaido-Püree

1 kg Hokkaido

400 ml Wasser

80 – 100 g Ghee

Himalaya-Salz

Hokkaido schälen und die Kerne entfernen. In grobe Stücke schneiden. In dem Wasser weich kochen und anschließend mit dem Ghee pürieren und salzen.

Sellerie-Püree

1 große Sellerieknolle (ca. 1 kg)

400 ml Wasser

1 Zitrone

80 g Ghee

Himalaya-Salz

Die Sellerieknolle schälen und in Stücke schneiden. Mit einem Spritzer Zitrone zum Kochen bringen. Hitze reduzieren und köcheln lassen, bis der Sellerie weich ist. Mit Ghee und Salz pürieren.

Pastinaken-Püree

700 g Pastinaken

300 ml Wasser

Zitrone

Olivenöl

Pastinaken schälen und in Stücke schneiden. Mit einem Spritzer Zitrone aufkochen. Bei reduzierter Hitze köcheln lassen, bis die Pastinaken weich sind. Mit 6 EL Olivenöl pürieren, salzen.

Knusprige Süßkartoffel-Pommes

700 g Süßkartoffeln

4 EL Avocado-Öl

2 - 3 EL Tapioka-Mehl

Süßkartoffeln schälen und in Stifte schneiden. Für mindestens 1 Stunde in eine Wasserschale geben. Wasser abgießen und die Pommes trocknen.

Pommes und das Mehl in eine Plastiktüte geben und gut schütteln und vermengen. Dann das Avocado-Öl dazugeben und nochmals schütteln.

Die Pommes auf einem Backblech gut verteilen. Sie sollten sich nicht berühren.

Bei 200 Grad ca. 15 Minuten backen. Dann die Pommes umdrehen und nochmals für 15 Minuten backen. Vor dem Servieren salzen.

Kräuterspargel aus der Pfanne

1 kg weißer Spargel (geschält)

500 g grüner Spargel

1 Bund Kerbel

1 Zitrone

Olivenöl

Himalaya-Salz

Honig

Spitzkohl mit Tiroler Speck

1 kg Spitzkohl

2 Schalotten

100 g Tiroler Speck

1 EL Olivenöl

100 ml Gemüsebrühe

Himalaya-Salz

Muskatblüte

Tiroler Speck in hauchdünne Scheiben schneiden und in einer Pfanne in dem erhitzten Öl glasig auslassen. Zwiebel schälen und in feine Würfel schneiden.

Vom Spitzkohl die beschädigten Blätter entfernen, Kohl läng vierteln und den Strunk herausschneiden. Kohl quer in 1 cm breite Streifen schneiden.

Speckstreifen aus der Pfanne nehmen. Zwiebelwürfel und Kohlstreifen zwei Minuten in dem Fett anschwenken und mit Gemüsebrühe ablöschen. Anschließend zwei weitere Minuten dünsten.

Mit Salz und Muskatblüte abschmecken. Zum Schluss die Speckstreifen wieder untermischen.

6 EL Olivenöl in einen Bräter geben und erhitzen. Den

geputzten Spargel einstreuen und unter gelegentlichem Rühren ca. 6 Minuten braten. Mit gehacktem Kerbel, Zitronensaft und Salz abschmecken. Vor dem Servieren die Spargelstangen in der Pfanne in etwas Honig schwenken.

Zucchini mit Thymian und Balsamico

500 g Zucchini

3 Zweige Thymian

3 EL Olivenöl

Balsamico

Himalaya-Salz

Olivenöl in einer großen Pfanne erhitzen und die Zucchiniwürfel darin etwa 10 Minuten braten, bis sie angebräunt und knusprig sind. Mit 1 EL Balsamessig, Salz und dem Thymian abschmecken.

Oliven Gremolata (zu Fleischgerichten)

1 – 2 Knoblauchzehen

75 g Oliven

5 Stiele Zitronenthymian

1 Bio-Zitrone

Pfeffer

Knoblauch schälen. Oliven und Knoblauch hacken. Thymian waschen, trocken schütteln und Blättchen abzupfen. Zitrone heiß waschen, trocken tupfen und die Schale fein abreiben.

Oliven Knoblauch, Thymian und Zitronenschale vermengen und mit Pfeffer würzen.

Kalte Petersilien-Koriander-Sauce mit Kapern (zu Fisch)

½ Bund glatte Petersilie

4 Stängel Koriandergrün

1 Knoblauchzehe

2 EL Olivenöl

Meersalz

¼ Stück rote Zwiebel

½ Bio-Zitrone

1 ½ EL Kapern

Petersilie- und Korianderblätter von den Stängeln zupfen, Knoblauch zerdrücken. Zitrone auspressen und die Schale fein abhobeln. Zusammen mit dem Olivenöl in einem Mörser zu einer dickflüssigen Masse mahlen.

Zwiebel sehr fein würfeln, mit Kapern und Zitronenschale zur Petersilie-Koriander-Mischung fügen. Mit Salz und etwas Zitronensaft abschmecken.

Melonen-Schiffchen

¼ Honigmelone

4 Scheiben Serrano-Schinken

Melone entkernen, Schale entfernen, Fruchtfleisch in Spalten schneiden. Mit Schinken umwickeln und genießen.

Balsamico-Zwiebeln

250 g Schalotten

1 EL flüssiger Honig

20 g Ghee

4 EL Balsamico

Himalaya-Salz

2 Zweige Thymian

Schalotten pellen und längs halbieren. In einer kleinen beschichteten Pfanne den Honig und das Ghee erhitzen, die Schalotten zufügen und mit Salz, Pfeffer und Thymian würzen. Ca. 2 Minuten bei mittlerer Temperatur braten. Dabei hin und wieder umrühren.

Die Schalotten mit dem Balsamico ablöschen und auf niedrigster Stufe weitere 5 Minuten unter gelegentlichem Rühren durchziehen lassen.

Grüner Smoothie

10 cm Salatgurke

1 Handvoll Spinat

Saft von 1 Zitrone

2 Stangen Sellerie

1 Kiwi

¼ Avocado

475 ml Wasser

Alles grob zerkleinern und im Mixer zu einem Smoothie mixen.

Taro-Rösties

2 mittlere Taro-Knollen

1 TL Himalaya-Salz

1 Zwiebel

2 EL Ghee oder Kokosöl zum Ausbacken

Taro und die Zwiebel schälen und grob reiben. Salz hinzufügen. Ghee oder Kokosöl stark erhitzen und etwa 1 EL Teig darin von beiden Seiten backen. Bei reduzierter Hitze noch etwas weiter garen lassen.

Mit Lachs oder herzhaftem Belag servieren.

Topinambur-Kokos-Chips

200 g Topinambur

2 EL flüssiges Kokosöl

Himalaya-Salz

Topinambur gründlich waschen, trocken tupfen und in dünne Scheiben hobeln. Ofen auf 150 Grad Umluft vorheizen. Bleche mit Backpapier auslegen und die Topinambur-Scheiben gleichmäßig darauf verteilen. Mit der Hälfte des Öls dünn bestreichen, salzen.

Nach ca. 20 Minuten Backzeit wenden, erneut mit Öl bestreichen und salzen. Weitere 20 Minuten backen, bis die Chips knusprig sind. Auf einem Gitter auskühlen lassen und in einer Dose zwischen Lagen von Backpapier aufbewahren. Pur oder mit Dip genießen.

Grünkohl-Chips

200 g Grünkohl

3 EL Olivenöl

Himalaya-Salz

Grünkohl in mundgerechte Stücke teilen. Waschen und sehr gut trocknen. Backofen auf 130 Grad vorheizen.

Olivenöl und Salz vermengen und den Grünkohl darin wenden. Jedes Blatt muss vollständig mit dem Öl bedeckt sein.

Die Chips auf einem mit Backpapier ausgelegtem Blech verteilen. Die Stücke sollten nicht zu eng beieinander liegen. Ca. 30 – 40 Minuten backen. Für ein optimales

Ergebnis ab und an die Ofentür öffnen.

Kochbananen-Wraps

10 gehäufte EL Kochbananenmehl

400 ml Wasser

etwas Salz

Silikon-Backfolie (!)

Ofen auf 180 Grad vorheizen.

Nach und nach das Kochbananenmehl in das Wasser einrühren. Etwas Teig auf ein Blech mit der Silikon-Backfolie geben und mit Hilfe eines Löffels ein Wrap daraus formen. Backzeit: ca. 10 Minuten.

Diese Wraps eignen sich sowohl für süße Füllungen wie Obst, Kokosjoghurt oder Kompott als auch für herzhafte Fleisch- und Gemüsefüllungen.

Apfelmus

1,4 kg Äpfel

100 ml Wasser

Ahornsirup bei Bedarf

Äpfel waschen, vierteln, Kerngehäuse entfernen. Spalten in Stücke schneiden, mit dem Wasser aufkochen. Hitze reduzieren, Topf zudecken aber immer mal wieder umrühren. Ca. 10 Minuten köcheln bis die Äpfel weich sind. Gründlich pürieren, um die Schalen einzuarbeiten. Bei Bedarf mit etwas Ahornsirup süßen. Im Kühlschrank aufbewahren.

Blaubeer-Kompott

200 g Blaubeeren

2 TL Wasser

1 EL Honig

Alle Zutaten in einem Topf bei niedriger Hitze unter gelegentlichem Rühren 10 Minuten köcheln lassen, bis die Beeren schön weich sind. Das Kompott gut umrühren, so dass es sämig wird. Warm oder kalt servieren.

Thai-Bananen in Kokosmilch

300 ml Kokosmilch

1 ½ - 2 EL Ahorn-Sirup

0,5 TL Himalaya-Salz

4 Bananen (noch leicht grün)

Bananen schälen und in 5 cm. große Stücke schneiden. Kokosmilch, Ahorn-Sirup und Salz in einen Topf geben und bei mittlerer Hitze rühren, bis sich der Zucker aufgelöst hat. Die Bananenstücke dazugeben und unter gelegentlichem Rühren 5 Minuten garen, bis die Bananen weich sind, aber nicht zerfallen.

Kokos-Porridge mit Papaya

150 g Papaya

100 g Kokosmilch

50 g Kokosflocken

Vanillepulver

Honig oder Ahorn-Sirup

Kokosflocken in einem Topf unter ständigem Rühren anrösten. Mit Kokosmilch ablöschen und kurz köcheln lassen. Mit Vanillepulver abschmecken und bei Bedarf mit Honig oder Ahorn-Sirup abschmecken. Papaya hinzufügen.

Apfel in Kokosmilch mit Zimt

1 Apfel

200 g Kokosmilch

½ TL Zimtblüten oder ½ TL Zimt

Apfel schälen, vierteln, entkernen und grob würfeln. Kokosmilch aufkochen, Apfelstücke zugeben und zugedeckt bei geringer Hitze in ca. 10 Minuten weich garen. Mit Zimt oder Zimtblüte würzen. Nach Belieben zu einem Apfelmus zerdrücken oder pürieren.

Avocado-Apfel-Mus mit Zitrone

1 großer Apfel

80 g Kokosmilch

1 reife Avocado

Etwas Zitronenabrieb

½ TL getrocknete Minze

Apfel schälen, vierteln, entkernen und grob würfeln. Kokosmilch aufkochen, Apfelwürfel zugeben und zugedeckt bei geringer Hitze in ca. 10 Minuten weich garen. Etwas abkühlen lassen.

Avocado halbieren, entkernen, das Fruchtfleisch auslösen und grob zerstückeln. Zusammen mit der Apfel-Kokos-Milch mit dem Stabmixer fein pürieren. Mit Zitronenschale mischen. Minze zwischen den Fingern fein zerreiben, dabei grobe Stile entfernen und untermischen.

Limetten-Papaya

1 große, reife Papaya (ca. 300 g)

1 unbehandelte Limette

1 EL Ahorn-Sirup

¼ TL Vanillepulver

1 Msp. Zimt

3 Stiele Minze

Papaya schälen, halbieren, entkernen und würfeln. Limette heiß waschen, ½ TL Schale abreiben und 1 EL Saft auspressen. Limettensaft und Schale mit Ahorn-Sirup und Gewürzen verrühren, mit den Papayawürfeln mischen und zugedeckt im Kühlschrank mindestens 30 Minuten marinieren. Die Minze abbrausen, Blättchen grob hacken und über die Papaya geben.

Goldene Milch

125 ml Wasser

1 EL Bio-Kurkuma-Pulver

1 TL natives Kokosöl

1 EL Honig oder Ahornsirup

Ca. 2 cm frischer Ingwer

50 ml Kokosmilch

300 ml Wasser

1 Prise Zimt

1 Prise Pfeffer

Das Wasser (125 ml) gemeinsam mit dem Kurkuma-Pulver

und dem Ingwer in einem kleinen Topf erhitzen. Unter ständigem Rühren so lange erhitzen, bis eine zähe Paste entsteht. Vom Herd nehmen.

Kokosmilch und die 300 ml Wasser erhitzen. Die Paste hinzufügen. Kokosöl, Zimt, Pfeffer und Süße hinzugeben und umrühren. Ca. 2 Minuten köcheln lassen. Kurz abkühlen lassen, fertig.

Weingummi

80 ml Zitronensaft

20 ml Wasser

60 g Beeren (Himbeeren, Brombeeren, Heidelbeeren)

1 EL Honig

1 gehäuften EL Gelatine

Beeren und Zitronensaft in einem Topf aufkochen lassen, bis die Beeren weich werden. Honig zufügen. Gelatine unter Rühren in kaltem Wasser auflösen.

Zitronen-Beeren-Mischung pürieren, dabei die Gelatine untermischen. Alles in eine flache Form gießen und über Nacht in den Kühlschrank stellen. Am nächsten Tag in mundgerechte Stücke schneiden.

ABSCHLUSS

Ich hoffe, Sie haben in dieser Rezeptsammlung ein paar neue Ideen für Ihre Ernährungsform gefunden und dass die Gerichte Ihnen schmecken.

Falls Sie Fehler gefunden haben wäre ich dankbar, wenn Sie mich kontaktieren. Sie können mich unter fight-fatigue@web.de erreichen.

Mein Selbsthilfe-Blog www.fight-fatigue.com behandelt Themen rund um ständige Müdigkeit und Erschöpfung, für die die Schulmedizin keine adäquate Antwort hat. Vielleicht haben Sie ja Lust, mal reinzuschauen.

Doris Carstens

29088718R00049

Printed in Poland
by Amazon Fulfillment
Poland Sp. z o.o., Wrocław